BEI GRIN MACHT SICH IHR WISSEN BEZAHLT

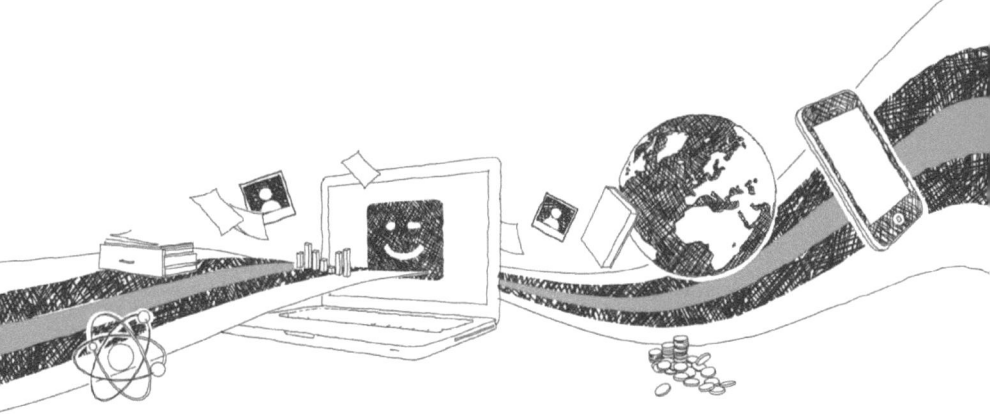

- Wir veröffentlichen Ihre Hausarbeit,
  Bachelor- und Masterarbeit

- Ihr eigenes eBook und Buch -
  weltweit in allen wichtigen Shops

- Verdienen Sie an jedem Verkauf

Jetzt bei www.GRIN.com hochladen
und kostenlos publizieren

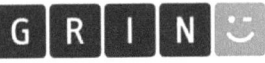

Stefan Krüger

Untersuchung auf einem Praxisbetrieb zum Serumproteingehalt als Referenz für die Immunglobulinversorgung der Kälber in Verbindung mit einem definierten Kolostrum-Tränkeschema

GRIN Verlag

Bibliografische Information der Deutschen Nationalbibliothek:

Die Deutsche Bibliothek verzeichnet diese Publikation in der Deutschen National-
bibliografie; detaillierte bibliografische Daten sind im Internet über http://dnb.d-
nb.de/ abrufbar.

Impressum:

Copyright © 2011 GRIN Verlag GmbH
Druck und Bindung: Books on Demand GmbH, Norderstedt Germany
ISBN: 978-3-640-99566-0

Dieses Buch bei GRIN:

http://www.grin.com/de/e-book/177635/untersuchung-auf-einem-praxisbetrieb-
zum-serumproteingehalt-als-referenz

GRIN - Your knowledge has value

Der GRIN Verlag publiziert seit 1998 wissenschaftliche Arbeiten von Studenten, Hochschullehrern und anderen Akademikern als eBook und gedrucktes Buch. Die Verlagswebsite www.grin.com ist die ideale Plattform zur Veröffentlichung von Hausarbeiten, Abschlussarbeiten, wissenschaftlichen Aufsätzen, Dissertationen und Fachbüchern.

Besuchen Sie uns im Internet:

http://www.grin.com/

http://www.facebook.com/grincom

http://www.twitter.com/grin_com

Untersuchung auf einem Praxisbetrieb zum Serumproteingehalt als Referenz für die Immunglobulinversorgung der Kälber in Verbindung mit einem definierten Kolostrum-Tränkeschema

Stefan Krüger

praktizierender Tierarzt in Ostenfeld/Husum

und

Lehrbeauftragter der Fachhochschule Kiel

Inhaltsverzeichnis

Abkürzungsverzeichnis

Abb.	Abbildung
ALP	Alkalische Phosphatase
dl	Deziliter
et al.	et alii
g	Gramm
GGT	gamma-Glutamyl-Transferase
HF	Holstein Friesian
IgA	Immunglobulin A
IgE	Immunglobulin E
IgG	Immunglobulin G
IgM	Immunglobulin M
kg	Kilogramm
KGW	Körpergewicht
L	Liter
mg	Milligramm
ml	Milliliter
Tab.	Tabelle
TP	Gesamteiweiß
U/ml	Units per milliliter
U/L	Units per liter

Abbildungsverzeichnis

1. Einleitung

Die Versorgung des Kalbes mit der Erstmilch, dem sogenannten Kolostrum, ist ein Schlüsselfaktor in der erfolgreichen Kälberaufzucht. Gemäß §11 der Tierschutz-Nutztierhaltungsverordnung müssen die Kälber innerhalb der ersten 4 Stunden post partum Kolostrum aufnehmen. Die Verordnung besagt aber nicht, wie viel Kolostrum getränkt werden muss und wann die nächste Mahlzeit zu folgen hat. In der Milchkuhhaltung sind die Anforderungen an die Versorgung der Kälber in Bezug auf eine rechtzeitige Versorgung mit Kolostrum früher wie heute bekannt. Da sich aber die Haltungsbedingungen und die Herdengrößen geändert haben, bedarf es bei der Umsetzung der Anforderungen an ein effektives und praxisorientiertes Kolostrummanagement auf den Betrieben angepasster Strategien. Ein solches Kolostrummanagement setzt voraus, dass das betreuende Personal die zu versorgenden Kälber rechtzeitig und kontrolliert mit einer ausreichenden Menge an Kolostrum versorgt, wie zahlreiche Studien bereits belegt haben. Dies stellt besonders in den Ruhezeiten, hier besonders nachts, große Anforderungen an das Personal, die ausreichende Menge an qualitativ hochwertigem Kolostrum zu verabreichen.

2. Ziel

In dieser Arbeit wird auf einem Milchviehbetrieb der Serumproteingehalt von 24-48 – Stunden alten Kälbern untersucht, die unmittelbar post partum mit 2 Litern Kolostrum getränkt wurden und denen innerhalb von 8 Stunden post partum weitere 2 Liter Kolostrum angeboten wurden. Durch die Korrelation des Serumproteingehaltes mit dem Gehalt an IgG im Blut soll die Anzahl der Kälber mit einem ungenügenden passiven Transfer ebenfalls ermittelt werden. Dadurch sowie durch die Berücksichtigung mit Studien gleicher Zielrichtung kann auch die Effektivität des eingesetzten Tränkeschemas für die optimale Versorgung der Kälber mit IgG auf dem Praxisbetrieb beurteilt werden. Ferner soll festgestellt werden, inwieweit die angebotenen Kolostrumportionen freiwillig von den Kälbern aufgenommen werden. Schließlich soll versucht werden, aus der Qualitätsprüfung des Kolostrums sowie der Interpretation der Ergebnisse im Hinblick auf den Gesamteiweißgehalt der Serumproben Rückschlüsse auf die Praktikabilität des Tränkeregimes zu ziehen.

3. Kolostrum

Der Einsatz von qualitativ hochwertigem Kolostrum ist von zentraler Bedeutung für den Gesundheitsstatus der Kälber. Sowohl die Morbiditäts- als auch die Mortalitätsrate der Kälber sind oftmals in direktem Zusammenhang mit einer unzureichenden Versorgung der Kälber mit hochwertigem Kolostrum zu sehen. Somit ist die Überprüfung des Kolostrummanagements immer wieder erforderlich, um Fehlern vorzubeugen und das System zu optimieren (QUIGLEY, 2001).

3.1 Bedeutung des Kolostrums für die passive Immunität des Kalbes

Als passive Immunität bezeichnet man den Transfer von humoralen Abwehrkomponenten von einem Organismus zum anderen in Form von Antikörpern. Der Aufbau der passiven Immunität beim Kalb findet in den ersten 24 Stunden post partum statt. Dies geschieht durch die Aufnahme und den Transfer dieser maternalen Antikörper in Form von Immunglobulinen über das Kolostrum und/oder durch handelsübliche, mit Immunglobulinen angereicherte Produkte (QUIGLEY, 2002). Entscheidend für den erfolgreichen passiven Transfer ist die Aufnahme einer ausreichenden Menge an Immunglobulinen, welche mittels Pinozytose über den Darm in den Blutkreislauf gelangen. Die Darmzellen nehmen Tropfen der extrazellulären Flüssigkeit auf und bilden kleine Vesikel. Dieser Vorgang verläuft nicht selektiv sondern unspezifisch mit allen Substanzen, die in der extrazellulären Flüssigkeit enthalten sind. So ist die Passage von Molekülen der Größenordnung der Immunglobuline möglich. (CAMPBELL et al., 2006). Die Immunglobuline werden durch das Enterozythenepithel hindurch in das lymphatische System geschleust (STALEY et al., 1972 zitiert in MCMORRAN, 2006) und gelangen schließlich über den Ductus thoracicus in den Blutkreislauf. Die Fähigkeit des Darmes zum Transfer dieser Makromoleküle geht in den ersten 24 Stunden post partum stark zurück. So beträgt die Aufnahmefähigkeit von Antikörpern 6 Stunden post partum noch 66% und nach 24 Stunden noch 11% und nach 36 Stunden können die großmolekularen IgG nicht mehr aufgenommen werden (SCHWARZ, 2008). Gleichzeitig sind Enzyme im Darm nach 24 Stunden post partum dazu in der Lage, einen Teil der Immunglobuline aufzuspalten und zu verdauen (AMARAL-PHILIPS et al., 2006). Die Absorptionsfähigkeit ist also stark zeitabhängig. Um also einen erfolgreichen passiven Transfer zu gewährleisten, muss die frühe Aufnahme von Kolostrum gewährleistet werden, um die kurze Phase der effektiven Absorptionsfähigkeit zu nutzen. Die Zielgröße eines erfolgreichen passiven Transfers liegt beim Erreichen einer Serumkonzentration an IgG von 10 mg/ml.

3.2 Immunglobuline

Im Rinderkolostrum werden die unterschiedlichen Immunglobulinklassen in IgG_1, IgG_2, IgM, IgA und IgE eingeteilt (LAMBRECHT et al., 1982). Im Hinblick auf die passive Immunität kommen hierbei den Klassen IgG, IgM und IgA die größte Bedeutung zu. IgG nimmt hier nochmals eine Sonderstellung ein, da es den Hauptteil der Immunglobuline im Serum stellt. IgG-Antikörper sind große Moleküle, die aus 4 Peptidketten zusammengesetzt sind. Sie enthalten jeweils 2 identischen schwere Ketten und 2 identische leichte Ketten. Die beiden schweren Ketten sind jeweils miteinander sowie mit einer leichten Kette durch Disulfidbrücken verknüpft. Die daraus resultierende Tetramerstruktur hat zwei identischen Hälften, die gemeinsam eine Y-Form bilden. Jedes Ende der Gabel enthält eine identische spezifische Antigen-Bindungsstelle (siehe Abb. 1).

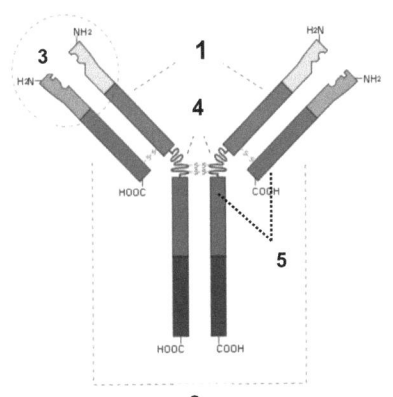

1: schwere Ketten

2: leichte Ketten

3: Antigenbindungsstelle

4: Scharnierregion

5: Disulfidbrücken

Abbildung 1: Schematische Darstellung eines Immunglobulins (NN, 2011)

IgG spielt bei der Übertragung der maternalen Immunität auf das Kalb, also der passiven Immunisierung des Kalbes, die wichtigste Rolle (BUTLER, 1973). Durch die Immunglobuline wird das passive Immunsystem des Kalbes unmittelbar post partum bereits effektiv vor pathogenen Erregern geschützt (FOLEY und OTTERBY, 1978). Dieses ist von zentraler Bedeutung, da Kälber zum Zeitpunkt der Geburt nur sehr geringe Eigenimmunglobulinspiegel im Blut aufweisen (KASKE et al., 2003).

3.3 Erfolgskontrolle des passiven Transfers

Wie bereits unter Kapitel 3.1 beschrieben ist die Zielgröße eines erfolgreichen passiven Transfers das Erreichen einer Serumkonzentration von 10 mg/ml IgG. Daher definieren sich die qualitativen Anforderungen an Kolostrum unter anderem in einer darin enthaltenen ausreichenden IgG – Konzentration. Diese soll ≥50 g/L betragen. Liegt sie bei 21-50 g/L, ist die Qualität als fraglich einzustufen und die Verwendung als Ersttränke nicht empfohlen. Weiter soll das Kolostrum nur von eutergesunden Kühen eingesetzt werden, so dass hier ein Keimgehalt von ≤100000 Keime/ml als Grenzwert anzusetzen ist (FOSTER, 2006).

NAYLER et al. konnten in einer Studie den Zusammenhang einer ausreichenden IgG – Versorgung und somit einer geringeren Krankheitsanfälligkeit der Kälber mit dem Gesamteiweißgehalt im Plasma aufzeigen. Hierzu überprüften sie die Plasmakonzentration von Gesamteiweiß mit einem Refraktometer. Die Krankheitsanfälligkeit lag in der Gruppe der Kälber, bei der ein Gesamteiweißgehalt im Plasma ≤6g/dl gemessen wurde, bei 59% während sie in der Gruppe mit einem Gesamteiweißgehalt im Plasma ≥6g/dl lediglich bei 19% lag. Sie schlossen daraus, dass die Bestimmung des Gesamteiweißgehaltes unter Praxisbedingungen die zuverlässigste Methode für einen erfolgreichen passiven Transfer ist (NAYLER et al., 1977).

WOLFE konnte in einer firmeneigenen Studie des Unternehmens APC Inc. die Korrelation (r=0,84) zwischen dem Gehalt von IgG und Gesamteiweiß im Plasma nachweisen. Sie kommt zu dem Schluss, dass der Gesamteiweißwert von ≥5,5 g/dl in Serum oder Plasma als Grenzwert für eine ausreichende Versorgung mit IgG anzusehen ist (WOLFE, 2002).

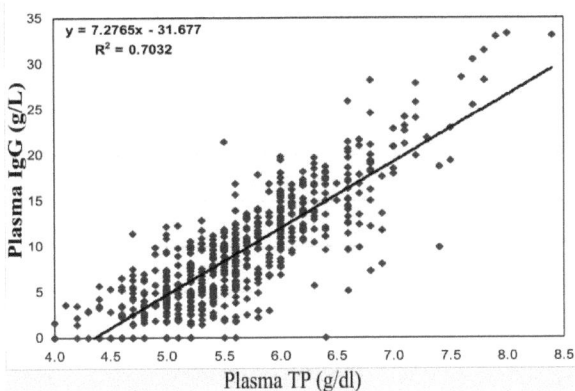

Abbildung 2: Korrelation zwischen IgG und TP im Plasma (WOLFE, 2002)

Diese Korrelation zwischen Gesamteiweiß und dem Gehalt an IgG konnte aber nicht mehr nachgewiesen werden, wenn Kolostrumersatz verwendet wurde oder das Erstkolostrum mit einem Kolostrumaufwerter behandelt wurde (QUIGLEY et al., 2002)

In einer weiteren Studie wurden 65 Kolostrumproben auf den Gesamteiweiß-, den IgG-, GGT- und ALP – Gehalt hin untersucht. Es konnte ein signifikanter Zusammenhang zwischen dem Gesamteiweißgehalt und dem GGT- sowie dem ALP-Plasmaspiegel nachgewiesen werden. Diese Korrelation galt auch für den IgG – Gehalt in Bezug auf GGT und ALP. Somit kann sowohl die Untersuchung des Gesamteiweißgehaltes sowie die Bestimmung von GGT und ALP zur Qualitätsbestimmung von Kolostrum herangezogen werden. Der Wert für GGT sollte 48 - 72 Stunden post partum über 200 U/L betragen. Liegt der Wert deutlich unter 200 U/L, so ist davon auszugehen, dass eine nicht ausreichende Menge an Kolostrum aufgenommen wurde, um einen erfolgreichen passiven Transfer zu gewährleisten (ATYABI et al., 2006).

In der Praxis kommt zur Überprüfung der Kolostrumqualität häufig das sogenannte Kolostrometer zum Einsatz. Hierbei handelt es sich um ein Aräometer, das über die Bestimmung der Dichte eine Aussage hinsichtlich des IgG – Gehaltes im Kolostrum treffen soll (siehe Abb. 3).

9

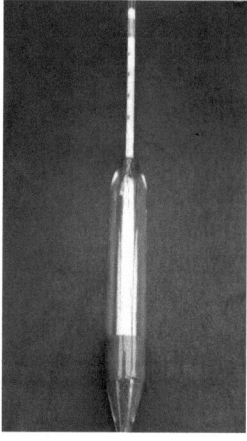

Abbildung 3: Kolostrometer

Der mögliche Zusammenhang zwischen der Dichte und dem IgG – Gehalt wurde von MORIN et al. untersucht. In einer Studie wurden 1085 Erstgemelksproben auf ihre spezifische Dichte hin untersucht. Es konnte nachgewiesen werden, dass die spezifische Dichte, der Eiweiß- und der Fettgehalt sowie die enthaltenen Menge an IgG im Kolostrum korrelieren. Für die Rasse Holstein Friesian ließ sich festhalten, dass die spezifische Dichte stärker mit dem Proteingehalt des Kolostrums als mit dem IgG – Gehalt korrelierte. Nach Meinung der Verfasser der Studie wird so die begrenzte Aussagefähigkeit des Kolostrometers hinsichtlich des IgG – Gehaltes deutlich (MORIN et al., 2001).

Zum semiquantitativen Nachweis von IgG im Serum kann sowohl der Zinksulfat – Trübungstest als auch der Glutaraldehyd – Test verwendet werden. Beim Zinksulfat-Trübungstest werden 250 mg Zinksulfat in 1 Liter destilliertem Wasser gelöst. Zum IgG – Nachweis werden 0,1 ml Serum mit 0,9 ml destilliertem Wasser vermischt, 5 ml Reagenz zugegeben und vermischt. Nach einer Stunde wird die Mischung beurteilt. Trübt sich die Lösung deutlich, ist der Gehalt an IgG ausreichend. Beim Glutaraldehyd – Test werden 0,5 ml Serum und 50 ml Glutardialdehyd 10% vermischt, was bei einem ausreichenden IgG – Gehalt zu einer Gelbildung führt. Ist der Gehalt an IgG nicht ausreichend, bleibt die Lösung wässrig (REA et al., 1996).

3.4 Tränkeschema

Die Empfehlungen für die Verabreichung der ersten Kolostrumtränke reichen von der ersten Gabe innerhalb von 6 Stunden post partum (BLOMQUIST, 2011) bis hin zur Verabreichung unmittelbar nach der Geburt (KIRK, 2011). In Deutschland schreibt die Tierschutz-Nutztierhaltungs-Verordnung in §11 die Verabreichung von Kolostrum binnen 4 Stunden post partum vor. Wie in Kapitel 3.1 dargestellt, ist die Absorptions-fähigkeit des Darmes aber zeitabhängig und nimmt im weiteren zeitlichen Verlauf stark ab. Somit soll die Zeit der ersten Tränke unmittelbar nach der Geburt erfolgen, um die größtmögliche Absorptionsfähigkeit des Darmes zu nutzen.

Hinsichtlich der Mengenempfehlungen schwanken die Angaben in einigen Veröffent-lichungen von 5-6% des Körpergewichts (BLOMQUIST, 2011), bis hin zu 10-15% des Körpergewichts, mindestens aber 2 Liter unmittelbar nach der Geburt (KIRK, 2011). Für ein Kalb mit einem Geburtsgewicht von 40 kg müsste nach den Empfeh-lungen bei 5-10% des KGW eine Tränkemenge zwischen 2 und 4 Litern angeboten werden. Für die Beurteilung der adäquaten Tränkemenge hat eine Studie von DAVIS und DRACKLEY die Grundlage gelegt, indem dort unabhängig von Körpergewicht und Mengenangaben zunächst herausgearbeitet wurde, dass für einen erfolgreichen passiven Transfer insgesamt 100g IgG vom Kalb so rasch wie möglich post partum aufgenommen werden müssen (DAVIS und DRACKLEY, 1998). Um für die Praxis die Tränkemenge für einen erfolgreichen passiven Transfer mit einem Wert von 10g IgG/Liter Plasma zu ermitteln, muss zunächst die Berechnung des Plasmavolu-mens des neugeborenen Kalbes erfolgen, das bei 6,5% des Körpergewichts liegt (MCEWAN et al., 1968). Für ein Kalb von 40kg Körpergewicht bedeutet dies ein Plasmavolumen von 2,6 Litern. Um also die angestrebte Zielgröße von 10g IgG/Liter Plasma zu erreichen, müssen im Plasma eines Kalbes von 40kg KGW insgesamt 26g IgG vorhanden sein. Die Absorptionsfähigkeit zum Zeitpunkt der Tränke unmit-telbar nach der Geburt hat eine Spannweite von 20-48%, da die Absorptionsrate für IgG nicht nur zeitabhängig, sondern auch individuellen Faktoren unterworfen ist, wie z.B. dem Schweregrad des Geburtsverlaufs. Nimmt man eine geringe Absorptionsfä-higkeit von 20% an, so müssen 130g IgG mit der Tränke aufgenommen werden, um auf 26g IgG im Plasma zu kommen. Um diese Menge zu gewährleisten, muss die Qualität des Kolostrums in Bezug auf den Gehalt an Immunglobulinen berücksichtigt werden. Liegt der IgG – Gehalt bei 60g/L Kolostrum, so benötigt das Kalb eine Tränkemenge von 2,17 Litern, um den angestrebten Plasmaspiegel von 10g IgG/Liter Plasma zu erreichen. Nehmen wir aber einen IgG-Gehalt von 40g/L Kolostrum an, so benötigt ein Kalb von 40 kg KGW eine Tränkemenge von 3,25 Litern Kolostrum. Für ein Kalb von 50 kg Körpergewicht mit einer Absorptionsfähigkeit von 20% erhalten wir nach dieser Rechnung bei 60g IgG/L Kolostrum eine Tränkemenge von 3,125 Litern und bei einem Gehalt von 40g IgG/L Kolostrum eine Tränkemenge von 4,68 Litern, um den erfolgreichen passiven Transfer zu gewährleisten.

4. Material und Methoden

Auf einem Milchviehbetrieb mit 124 laktierenden Kühen wurden 53 Kälber der Rasse HF, die in der Zeit vom 01.06.2010 bis zum10.04.2011 auf einem Betrieb im eigenen Praxisgebiet in Nordfriesland geboren wurden, in den Versuch einbezogen. Zwillingskälber wurden in diesem Versuch nicht berücksichtigt. Vom frisch gewonnenen Kolostrum wurden ca. 400 ml in einen Messzylinder abgefüllt dann der Messung auf die spezifische Dichte hin unterzogen. Die Dichte und somit nach Angaben des Herstellers indirekt die IgG – Gehalte wurden für jede Kolostrumprobe dokumentiert und den jeweiligen Kühen zugeordnet. Um aber Ungenauigkeiten in der IgG - Bestimmung durch Einsatz des Kolostrometers zu berücksichtigen, erhielten die Kälber basierend auf den Berechnungen in Kapitel 3.4 unmittelbar post partum 2 Liter Kolostrum und innerhalb von 8 Stunden post partum weitere 2 Liter Kolostrum über die Nuckeltränke angeboten. Es wurde für jedes Kalb festgehalten, inwieweit die beiden angebotenen Kolostrumportionen freiwillig aufgenommen wurden. Eine Verabreichung mittels Drenchen erfolgte in der Versuchsanordnung nicht. Im Alter von 24 - 48 Stunden wurde den Kälbern eine venöse Blutprobe entnommen, aus der dann der Serumproteingehalt bestimmt wurde. Hierzu ruhten die Proben zunächst 10 Minuten und wurden dann bei 4000 Umdrehungen pro Minute zentrifugiert. Aus dem Überstand wurden dann 2 Tropfen Serum abpipettiert und auf die Prismenfläche des Refraktometers gegeben. Der Brechungsindex für Gesamteiweiß wurde dann auf einer Skala abgelesen (siehe Abb. 3).

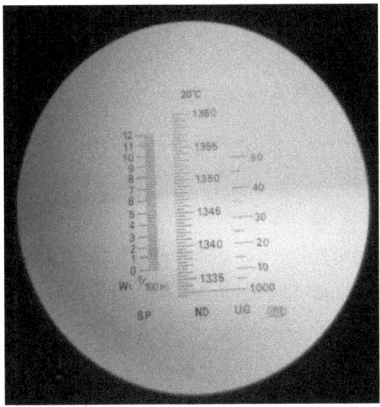

Abbildung 4: Blick auf die Messskalen des Refraktometers.
(Links im Bild die Skala für Serumprotein)

5. Ergebnisse

Zunächst soll die von den Kälbern freiwillig aufgenommene Tränkemenge beurteilt werden. 2 Kälber und damit 3,8% der gesamten Kälber nahmen mit jeweils 4,5 Litern Kolostrum aufgeteilt in 2 Mahlzeiten mehr Kolostrum als die angestrebten 4 Liter auf. 34 Kälber und damit 64,2% der gesamten Kälber nahmen insgesamt 4 Liter in zwei Mahlzeiten zu je 2 Litern auf. 32% der gesamten Kälber, was 17 Kälbern entspricht, nahm in den zwei angebotenen Mahlzeiten weniger als 4 Liter Kolostrum auf. Davon nahmen 8 Kälber oder 15% der gesamten Gruppe zwischen 3,6 und 3,9 Litern Kolosrtum in zwei Portionen auf und 7 Kälber oder 13,2% zwischen 3,1 und 3,5 Litern Kolostrum auf. Lediglich 2 Kälber und damit 3,8% der Gesamtgruppe nahm 3 Liter Kolostrum oder weniger in den beiden angebotenen Mahlzeiten auf (siehe Abb. 5).

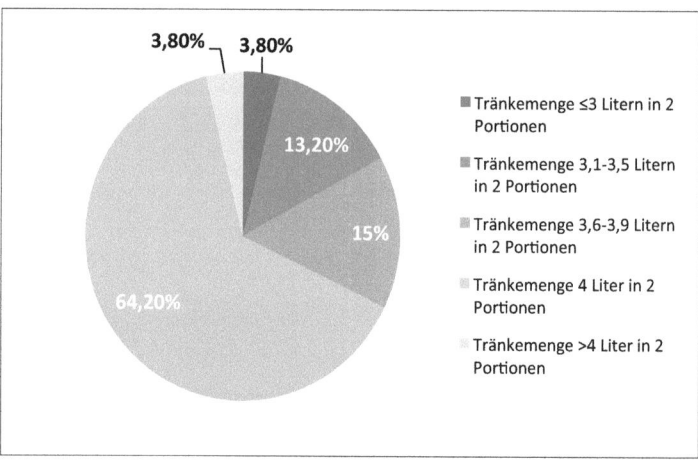

Abbildung 5: Aufteilung der gesamten Kälbergruppe nach der freiwillig aufgenommenen Tränkemenge

Der durchschnittliche durch das Kolostrometer ermittelte Globulingehalt aus allen Proben beträgt 65,2 g/L. Nun werden die die Proben nach der Höhe des Globulingehaltes unterteilt. Die erste Gruppe umfasst die Proben, deren per Kolostrometer ermittelte Werte über 50 g/L liegen. Die zweite Gruppe enthält die Proben mit einem Globulingehalt von 40 – 50 g/L und die dritte Proben mit einem kolostralen Globulingehalt von 30 – 39 g/L. Gruppe 1 enthält 44 Kolostrumproben mit einem durchschnittlichen Globulingehalt von 70,2 g/L. Gruppe 2 umfasst 4 Kolostrumproben mit einem durchschnittlichen Globulingehalt von 47,0 g/L und Gruppe 3 enthält 5 Proben mit einem durchschnittlichen Globulingehalt von 35,2 g/L (siehe Abb. 6).

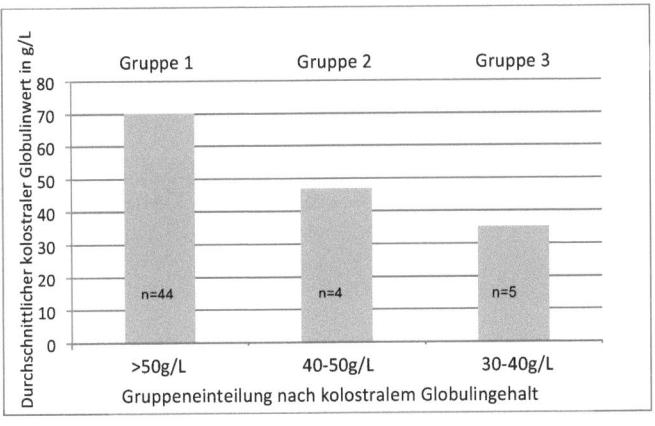

Abbildung 6: Unterteilung der Proben gemäß ihrem kolostralem Globulingehalt sowie der durchschnittliche Globulingehalt pro jeweiliger Gruppe

Alle mittels Refraktometer gemessenen Werte der 53 Kälber an Gesamteiweiß liegen zwischen 3,8 g/dl und 8,8 g/dl. Um festzustellen, inwieweit die Globulinwerte der Kolostrometermessung mit dem Gesamteiweißgehalt in Verbindung stehen, wird aus den Proben der oben beschriebenen Gruppen der jeweilige Durchschnittswert für den Serumproteingehalt gebildet. Die 44 Proben der Gruppe 1 mit einem am Kolostrometer angezeigten Globulingehalt von >50 g/L enthielten einen durchschnittlichen Serumproteingehalt von 7,0 g/dl. Die 4 Kälber der zweiten Gruppe mit kolostralen Globulinwerten von 40-50 g/L wiesen einen durchschnittlichen Serumproteingehalt von 6,8 g/dl auf. Die dritte Gruppe mit kolostralen Globulinwerten zwischen 30 und 39 g/L bestand aus 5 Kälbern und wies einen durchschnittlichen Serumproteingehalt von 4,4 g/dl auf (siehe Abb. 7).

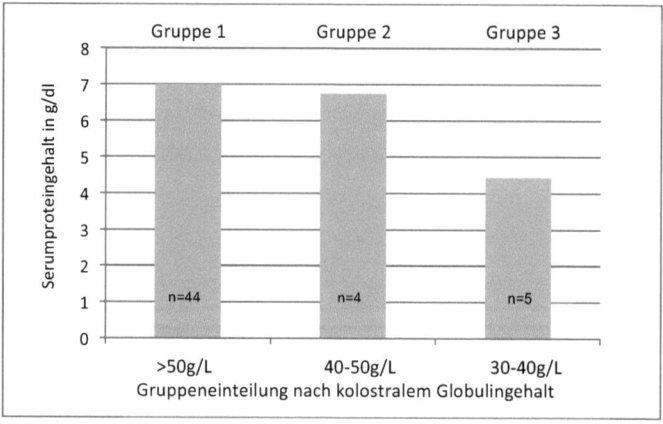

Abbildung 7: Durchschnittlicher Serumproteingehalt in Abhängigkeit vom Globulingehalt des Kolostrums (n=53)

In Kapitel 3.3 wurde die Korrelation zwischen dem IgG – Gehalt und dem Gesamteiweißgehalt im Serum beschrieben. Der Grenzwert für das Gesamteiweiß im Serum, bei dem von einem erfolgreichen passiven Transfer auszugehen kann, liegt bei ≥5,5 g/dl. Ein noch ausreichender Transfer liegt vor, wenn der Wert zwischen 5,0 und 5,5g/dl TP im Serum liegt. Unter 5,0g/dl spricht man von einem ungenügenden passiven Transfer. Daher werden die Serumproben nach ihrem Gesamteiweißgehalt im Serum unterteilt. 4 Kälber wiesen einen Serumgehalt an Gesamteiweiß <5,0g/dl auf, was einem prozentualen Anteil von 7,3 % entspricht. Bei 5 Kälbern oder 9,4% lag der Gesamteiweißgehalt im Serum bei 5,0-5,5g/dl und bei 44 Kälbern ≥5,5 g/dl. Letzteres entspricht einem Anteil von 83,3%. Fasst man die Kälber zusammen, deren Serumproteingehalt über 5,0g/dl liegt, so weisen 90,6% der Kälber einen ausreichenden bis sehr guten IgG – Transfer auf (siehe Abb. 8).

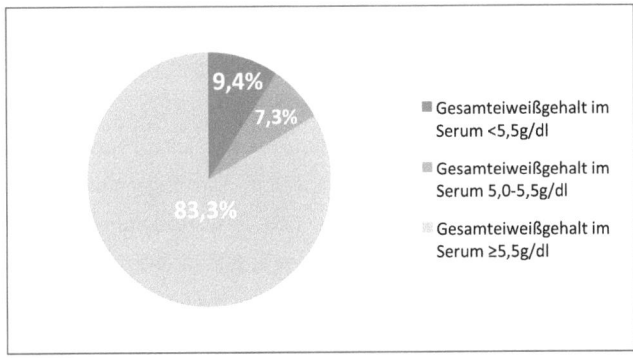

Abb. 8: Einteilung der Serumproben nach ihrem Gesamteiweißgehalt

Betrachtet man nun den Anteil der Kälber mit einem Gesamteiweißgehalt von <5,5g/dl im Serum in den drei nach ihren kolostralen Globulinwerten zusammengestellten Gruppen, so beträgt der Anteil in der ersten Gruppe mit 3 von 44 Kälbern 6,8%, in der zweiten mit 1 von 4 Kälbern 25% und in der dritten Gruppe mit allen 5 Kälbern 100% der Serumproben (siehe Abb. 9). Die Kälberverluste innerhalb der ersten 14 Lebenstage der Kälber lagen mit 2 Kälbern bei 3,8%. Beide Kälber kamen aus der Gruppe mit niedrigen kolostralen Globulinwerten und beide wiesen Gesamteiweißgehalt von <4,5g/dl im Serum und somit einen ungenügenden passiven Transfer auf.

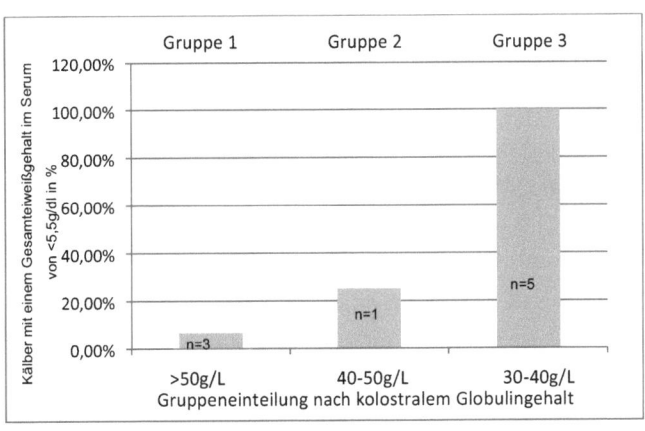

Abbildung 9: Anteil der Kälber mit einem Gesamteiweißgehalt von <5,5g/dl in den nach ihrem kolostralen Globulingehalt eingeteilten Gruppen

17

6. Diskussion

Die vorliegende Versuchsanordnung wurde unter absoluten Praxisbedingungen auf einem landwirtschaftlichen Betrieb durchgeführt. Die Ergebnisse bestätigen die Effektivität des aufgestellten Tränkeplans bzw. des Kolostrummanagements. So nahmen 68% der Kälber die binnen 8 Stunden in 2 Mahlzeiten angebotene Tränkemenge von 4 Litern Kolostrum oder mehr auf. Auch die gemessenen Gesamteiweißwerte im Serum als Indikator für einen erfolgreichen oder noch als ausreichend anzusehende passiven Transfer lagen bei 90,6% der Kälber über dem Wert von 5,0g TP/dl Serum und zeigten somit, dass ein konsequentes Tränkeregime, das auch in normalerweise arbeitsfreien Zeiten durchgeführt wird, zu positiven Ergebnissen führt. Deutlich zu erkennen war auch der Zusammenhang zwischen dem Globulingehalt des Kolostrums und dem Gesamteiweißgehalt im Serum der Kälber. So lagen die Serumproteinwerte von 48 Kälbern, die Kolostrum mit einem Globulingehalt von ≥40g/L erhielten, über dem unteren Schwellenwert eines erfolgreichen passiven Transfers. Da alle Kälber aus der Gruppe, für die Kolostrum mit einem Gehalt an Globulinen von ≤40g/L als Tränke zur Verfügung stand, einen Gesamteiweißwert im Serum von ≤5,5g/dl aufwiesen, belegen diese Ergebnisse die Notwendigkeit, qualitativ hochwertiges Kolostrum mit ausreichendem Immunglobulingehalt zur Tränke zu verwenden.

Interpretiert man nun die Ergebnisse zum Anteil der Kälber mit einem Gesamteiweißgehalt von <5,5g/dl im Serum in den drei nach ihren kolostralen Globulinwerten zusammengestellten Gruppen, so wird deutlich, dass mit abnehmendem Globulingehalt im Kolostrum der Gesamteiweißgehalt als indirekter Nachweis für Immunglobuline im Serum ebenfalls sinkt. Um hier niedrigere kolostrale Globulingehalte auch für den in der Praxis nicht zu kontrollierenden Fall einer verringerten Abgsorptionsfähigkeit des Organismus zu kompensieren, ist die Verabreichung der angestrebten vier Liter Kolostrum auf jeden Fall das Ziel der frühen Kälberversorgung. Werden diese vom Kalb nicht in den beiden angebotenen Mahlzeiten komplett aufgenommen, ist zeitnah eine weitere Mahlzeit von Erstkolostrum mit ausreichend hohem Globulingehalt anzubieten, um den erfolgreichen passiven Transfer zu gewährleisten.

In der Auswertung nicht berücksichtigt wurde der Gesundheitsstatus der Kälber. Lediglich die Verlustquote mit 3,8% oder 2 Kälbern wurde festgehalten.

7. Schlussbetrachtung

Die Versorgung der neugeborenen Kälber ist eine zentrale Herausforderung in Kälberhaltung. Mit den vorliegenden Ergebnissen konnte bestätigt werden, dass sowohl die Tränkemenge als auch die qualitative Beschaffenheit des Kolostrums einen wesentlichen Einfluss auf die Immunsituation des Kalbes hat. Dies zeigt sich in dem direkten Zusammenhang von Globulingehalt im Kolostrum und Gesamteiweißgehalt im Serum sowie der verabreichten Tränkemenge bei vorgegebenem zeitlichen Rahmen. Es wurden praxisnahe Instrumente zur Qualitätsprüfung eines Tränkeplans zur Versorgung mit Erstkolostrum getestet.

8. Literatur

AMARAL-PHILIPS, D.M.; SCHARKO, P.B.; JOHNS, J.T.; FRANKLIN, S. (2006):
Feeding and managing baby calves from birth to three months of age
Online verfügbar unter: www.ca.uky.edu/agc/pubs/asc/asc161/asc161.pdf
Datum des letzten Aufrufs: 01.07.2011

ATYABI, N.; GHARAGOZLOO, F.; KHAZRAIINIA, P.; BAHONAR, A.; AHERI, M. (2006):
Evaluation of bovine colostrums IgG, total protein and their relation to enzymes gamma-glutamyl transferase (GGT) and alkaline phosphatase (ALP)
In: The Indian Journal of Veterinary Research, 2006, Volume 15, Issue: 2

BLOMQUIST, N. (2011):
The importance of colostrums – frequently asked questions
Online verfügbar unter:
http://www1.agric.gov.ab.ca/$department/deptdocs.nsf/all/faq8021
Datum des letzten Aufrufs: 10.06.2011

BUTLER, J.E. (1973):
Synthesis and Distribution of Immunoglobulins
In: J.Am.Vet.Med.Assoc., 163, S. 795-798

CAMPBELL, N.A.; REECE, J.B.; MARKL, J. (2006):
Biologie
6.Aufl., Pearson Studium, München, S.178

DAVIS, C.L. UND DRACKLEY, J.K. (1998):
The development, nutrition, and management of the young calf.
In: Iowa State University Press. S. 188-189.

FOLEY, J.A. und OTTERBY, D.E. (1978):
Availability, Storage, Treatment, Composition an Feeding Value of surplus Colostrum:
A Review
In: Journal of Dairy Science, Volume 61, S. 1033-1066

FOSTER, D.M.; SMITH, G.W; SANNER, T.R.; BUSSO, G.V. (2006):
Serum IgG and total protein concentrations in dairy calves fed two colostrums replacement products
In: JAVMA, Vol.229, No. 8, Oct. 15, 2006, S. 1282-1285

KASKE, M.; KEHLER, W.; SCHUBERTH, H.J. (2003):
Kolostrumversorgung von Kälbern – Bedeutung und Möglichkeiten der Beurteilung
In: Nutztierpraxis Aktuell, Ausgabe 4/2003

KIRK, J. (2011):
Colostrum: The Key to Control of Early Calfhood Diseases and Death Loss
Online verfügbar unter:
http://www.vetmed.ucdavis.edu/vetext/INF-DA/INF-DA_COLOSTRUM.HTML
Datum des letzten Aufrufs: 14.08.2011

LAMBRECHT, G.; FRERKING, H.; HENKEL, E. (1982):
Bestimmungen von IgG, IgA und IgM im Erstkolostrum des Rindes mit Hilfe der Nephelomet-
rie und der radialen Immunodiffusion unter besonderer Berücksichtigung von Jahreszeit,
Laktationsnummer und Vererbung
In: Dtsch. Tierärztl. Wschr. 89, S. 107-110

MCEWAN, A.D; FISHER, E.W.; SELMAN, I.E. (1968):
The effect of colostrums on the volume and composition of the plasma of calves
In: Res. Vet. Sci. 9, S. 284-286

MCMORRAN, E.K. (2006):
Bundesweite Untersuchung zur kolostralen Versorgung von neugeborenen Kälbern
Vet.Med.Diss, München, S. 2-7
Online verfügbar unter: http://edoc.ub.uni-muenchen.de/5376/1/McMorran_Elizabeth.pdf
Datum des letzten Aufrufs: 01.03.2011

MORIN, D. E.; CONSTABLE, P. D.; MAUNSELL, F. P.; MCCOY, G. C. (2001):
Factors Associated with Colostral Specific Gravity in Dairy Cows
In: Journal of Dairy Science, Volume 84, Issue 4 , S. 937-943

NAYLOR, J.M.; KRONFELD, D.S.; BECH-NIELSEN, S.; BARTHOLOMEW, R.C. (1977)
Plasma total protein measurement for prediction of disease and mortality in calves
In: JAVMA, Vol.171, No. 7, Oct. 1, 1977, S. 635-638

NN (2011):
Immunoglobulin basic unit
Online verfügbar unter: http://en.wikipedia.org/wiki/File:Immunoglobulin_basic_unit.svg
Datum des letzten Aufrufs: 14.08.2011

QUIGLEY, J.D. (2001):
CalfNote #1: Colostrum feeding – To nurse or not to nurse
Online verfügbar unter: http://www.calfnotes.com/pdffiles/CN001.pdf
Datum des letzten Aufrufs: 05.02.2011

QUIGLEY, J.D. (2002):
Passive Immunity in Newborn Calves
In: Advances in Dairy Technology, Ausgabe 14, S. 273

QUIGLEY, J.D.; KOST, C.J.; WOLFE, T.M. (2002):
Absorption of protein and IgG in calves fed a colostrums supplement or replacer
In: Journal of Dairy Science, Volume 85, S. 1243-1248

REA, D.E.; TYLER J.W.; HANCOCK, D.D.; BESSER, T.E.; WILSON, L.; KRYTENBERG, D.S., SANDERS, S.G. (1996):
Prediction of calf mortality by use of tests for passive transfer of colostral immunoglobulin
In: J. Vet. Int. Med. 1996, Nr. 10, S. 82-84

SCHWARZ, F.J. (2008):
Rinderfütterung
In: KIRCHGEßNER, M. (Hrsg.): Tierernährung, 12. Aufl., S. 353,426

WOLFE, T. (2002):
PDHGA meeting 2002 - Relationship between total protein and IgG in receiving calves
Online verfügbar unter: http://www.calfnotes.com/pdffiles/CNppt01.pdf
Datum des letzten Aufrufs: 10.07.2011